AF166435

Konzept zur Durchführung eines krankenkassengeförderten Präventionskurses

Ein Trainerleitfaden

von

Diplom-Sozialökonom
Stefan Wahle
5. DAN Ju-Jutsu
lizenzierter Fitnesstrainer
Lehrer für Qigong TQN, DDQT

akkreditiert bei: www.trainerregister.de

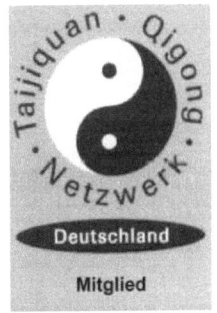
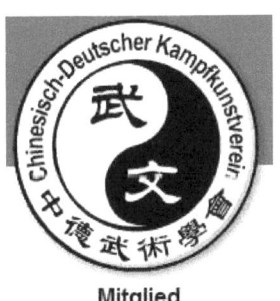
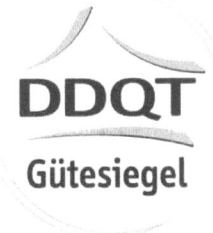

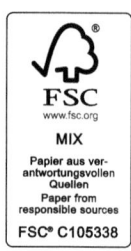

Impressum

©2015 copyright by Stefan Wahle, Hamburg

1. Auflage 2015

Autor: Stefan Wahle, Hamburg

E-Mail: info@sw-sportbuch.de

Internet: www.sw-sportbuch.de

Fan-Page von Stefan Wahle bei Facebook.com:
http://www.facebook.com/Stefan.Wahle.Autor

Verlag und
Herstellung: BoD Books on Demand GmbH, Norderstedt

ISBN: 978-3-7347-4756-4

Offizielles Lehrbuch

der

Sawah® Qigong und Taijiquan Gesellschaft

®

www.sawah-qigong.de

www.facebook.com/SawahQigong

Sport Awards 2011 der Martial Arts Association

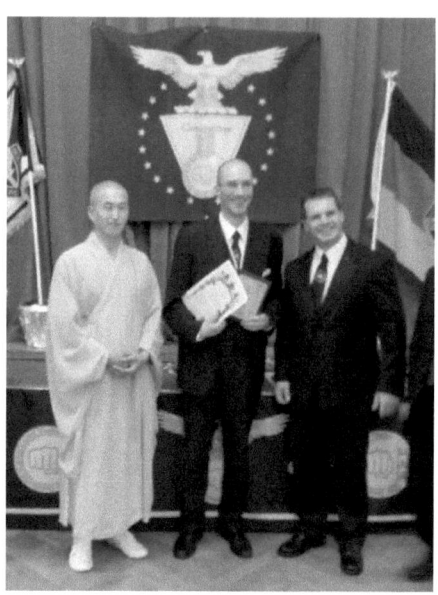

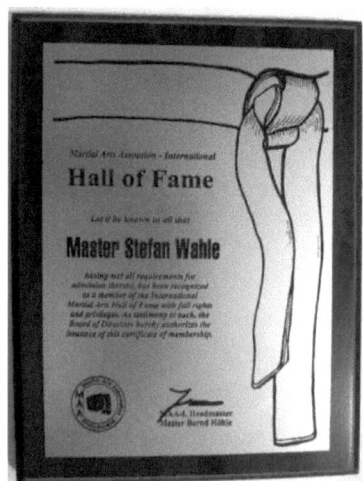 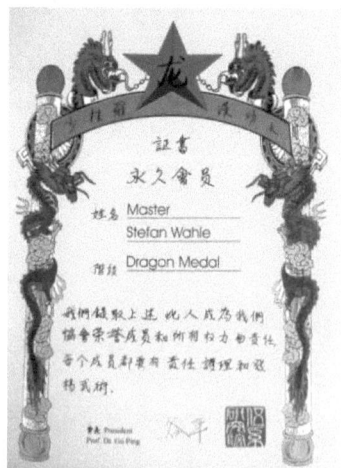

Aufnahme Hall of Fame + Verleihung Dragon Medal

Inhaltsverzeichnis

■ ■ ■ ■ ■

ZERTIFIKAT

nach § 20 SGB V

Im Auftrag des BKK Bundesverbandes und seiner Partner bestätigt die
Team Gesundheit GmbH, dass der im Folgenden genannte Präventionskurs die Qualitätskriterien
des Leitfadens Prävention nach §§ 20 und 20a SGB V erfüllt.

Qigong "Die 8 Brokate"

Kursleitung: Stefan Wahle
(Kurs-ID: 20110911-276788)
Stefan Wahle, 22307 Hamburg

Gültigkeit der Zertifizierung:
Datum der Zertifizierung 28.09.2011 - Ablaufdatum 28.09.2014

Die Prüfung erfolgte nach der aktuell gültigen Fassung des „Leitfadens Prävention –
Handlungsfelder und Kriterien des GKV-Spitzenverbandes zur Umsetzung von §§20 und 20a SGB
V" im Rahmen der easy! Präventionskursdatenbank. Die easy! Präventionskursdatenbank ist ein
Angebot des BKK Bundesverbandes, der Knappschaft, der BIG direkt gesund, der IKK classic sowie
der IKK Brandenburg und Berlin.

 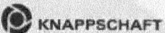 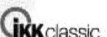 

Die gesetzlichen Krankenkassen können die Zertifizierung dieses Präventionskurses bei ihrer
Entscheidungen über die Bezuschussung nach § 20 SGB V berücksichtigen.

Die Team Gesundheit GmbH behält sich vor den positiven Prüfentscheid jederzeit zu widerrufen, insbesondere wenn die angebotene
Maßnahme oder die Anbieterqualifikationen zwischenzeitlich nicht mehr den Kriterien des Leitfadens Prävention des GKV-Spitzenverbandes
entsprechen oder durch rechtliche Änderungen eine Kostenübernahme nicht mehr möglich ist. Es gelten der aktuelle Zertifizierungsstatus in
der easy! Präventionskursdatenbank sowie die AGBs der Team Gesundheit GmbH (www.easy-praeventionskurse.de).

1. Zielstellung und Begründung der Form und Methodik des konzipierten Entspannungskurses

In diesem Konzept eines Entspannungskurses geht es um einen 8-stündigen, krankenkassengeförderten Qigong-Kurs, in dem die Form „Die 8 Brokate" vermittelt werden soll. Die Zielgruppe umfasst jede entspannungssuchende Person ab 18 Jahren. Da die Ausführungsintensität und Range of Motion (Bewegungsspannbreite) alters- und gesundheitsstand-gerecht angepasst werden kann, ist altersgemäß nach oben keine Grenze gesetzt.

Durch das Erlernen dieser relativ einfachen und kurzen Qigong-Form sollen die Teilnehmer am Ende des Kurses in die Lage versetzt werden, durch Atmung in Verbindung mit Bewegung eigenständig und ohne Hilfsmittel jederzeit eine körperliche und geistige Entspannung herbeiführen zu können. Die beste und nachhaltigste Wirkung wird jedoch zweifelsohne durch eine tägliche Praktizierung erzielt.

Für das Erlernen einer Figur/Übung der Form ist jeweils ein Termin zu 60 Minuten vorgesehen. Darin enthalten ist weiterhin das Gespräch in der Gruppe sowie Wiederholungen. Es findet ein Termin pro Woche statt, so dass die Teilnehmer eine Woche lang Zeit haben, das Erlernte zuhause ausgiebig zu üben. Schon hier soll der Grundstock für das spätere, im Idealfall tägliche Praktizieren der Qigong-Form gelegt werden.

2. Organisation des konzipierten Entspannungskurses

2.1. Zeitliche Organisation

Es findet einmal die Woche eine Unterrichtseinheit zu 60 Minuten statt. Insgesamt sind 8 Termine vorgesehen. Der Termin sollte zwischen 19.00 und 21.00 Uhr beginnen, damit auch Berufstätige teilnehmen können.

2.2. Räumlichkeiten und finanzielle Kalkulation

Die Räumlichkeiten sollten zentral gelegen und damit gut erreichbar und zum anderen doch kostengünstig sein, damit die Kursgebühren im Rahmen gehalten werden können. Es wird ein angemessen großer Raum benötigt, in dem sich die Teilnehmer entsprechend ihrer Anzahl und der übungsbedingten Bewegungsspannbreite frei bewegen können.

Dies können Schulturnhallen, Gemeindehäuser, Tagungshäuser oder wie z.B. in Hamburg Bürgerhäuser sein. Für das hier vorliegende Konzept wurde das Bürgerhaus in Hamburg-Barmbek ausgewählt. Für den ausgewählten Raum „Großes Seminar" mit 39 qm im Erdgeschoß barrierefrei erreichbar fällt für regelmäßig stattfindende, wöchentliche Gruppentreffen ein Bruttomietbetrag von 17,85 EUR pro Termin an. Für einen Kurs mit 8 Terminen wäre das dann ein Gesamtbetrag von 142,80 EUR. Für den Kurs ist eine maximale Teilnehmerzahl von 10 vorgesehen, um eine individuelle Betreuung und ausreichenden Platz für den Einzelnen gewährleisten zu können. Die Gebühr wird mit

80 EUR pro Teilnehmer und damit einer Gesamteinnahme von 800 EUR veranschlagt. Nach Abzug der Miete bleibt ein Betrag von 657,20 EUR für Unterrichtsmaterial und Trainerhonorar übrig.

Nach Ende des Kurses wird in den Räumlichkeiten entweder ein neuer Kurs mit 8 Terminen angeboten oder alternativ könnte dort eine dauerhafte Qigong-Gruppe aufgebaut werden.

2.3. Werbung

Es sollte eine Internetseite mit einem kurzen, eingängigen und themenbezogenen Namen eingerichtet werden, auf der der Kurs, das Thema und der Trainer vorgestellt werden. Diese Website bildet dann die Basis für alle weiteren Werbemaßnahmen. Die Internetseite könnte z.B. www.qigong-in-barmbek.de heißen. Da in dem hier vorgestellten Beispiel der spezielle Sawah Kuen (ein Qigong-Stil) unterrichtet wird, könnte die Seite www.sawah-qigong.de heißen.

Als Nächstes werden Postkarten produziert, die es z.B. in Sonderangeboten für 10 EUR für 100 Stück bei Vistaprint.de gibt. Die Vorderseite würde dann das Thema Entspannung grafisch darstellen, die Internetseite bewerben und dann möglicherweise wie folgt aussehen:

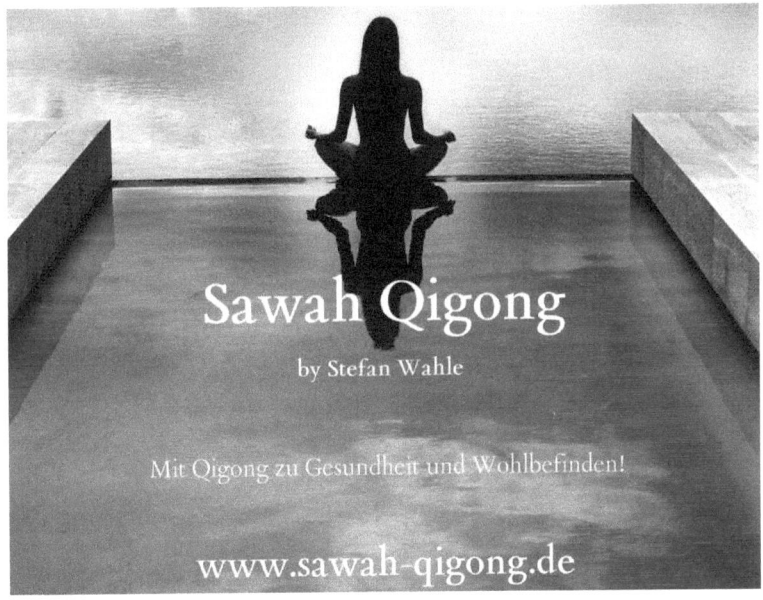

Auf der Rückselte würden dann die Kursdaten inkl. Ort, Zeit und Kosten sowie Kontaktdaten abgedruckt. Diese

Postkarten werden dann im Bürgerhaus selbst, in Cafés und Kneipen verteilt bzw. ausgelegt.

In Hamburg gibt es stadtteilbezogene Wochenblätter, die an alle Haushalte kostenlos verteilt werden. Die Redaktionen sind in der Regel für lokale Veranstaltungsinfos dankbar und drucken diese gerne kostenlos ab. Einen Redakteur zur Kursteilnahme einzuladen hat in der Vergangenheit sogar zu einem längeren redaktionellen Bericht inkl. Fotos mit entsprechender Werbewirksamkeit geführt.

Sofern der Trainer die Voraussetzungen erfüllt, kann und sollte er sich um eine Krankenkassenzulassung bemühen. Zum einen hat das den Vorteil, dass viele Krankenkassen den Qigong-Kurs bezuschussen, was dann wiederum viele Mitglieder erst dazu veranlasst, sich für einen derartigen Kurs zu interessieren, und zum anderen kann dann der angebotene Kurs in die Datenbank für Präventionskurse der Krankenkasse aufgenommen werden. Damit findet das Angebot dann eine entsprechende Verbreitung und Bewerbung.

2.4. Informationsmaterial für die Teilnehmer

Im Vorwege werden die potentiellen Teilnehmer über die Postkarten, die Berichte in den Stadtteilzeitungen und die Internetseite über das Angebot und den Ablauf informiert. Als kursbegleitendes Lehrmaterial und zur Unterstützung des Übungsprozesses zuhause, wird jedem Teilnehmer folgendes Lehrbuch überreicht (in der Kursgebühr enthalten):

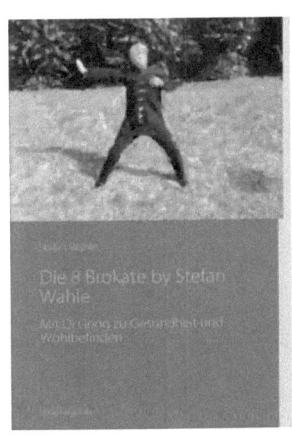

„Die 8 Brokate – Qigong by Stefan Wahle"

Die 8 Brokate werden mit über 150 Farbfotos auf Spezialfotopapier im Detail dargestellt. Jeder kleine Zwischenschritt dieser beliebten Qigong-Form ist erkennbar und auch für Anfänger nachvollziehbar. Ergänzt wird das Ganze durch ausführlich erklärende Texte. Der Autor ist Mitglied im Taijiquan & Qigong Netzwerk Deutschland e.V..
ISBN 978-3-8301 9804-9

13

3.   Programmaufbau über 8 Unterrichtseinheiten

1. Einheit

- Begrüßung/Ankommen
- Gruppenvorstellung
- Einführung in das Thema
- Vorübung und 1. Figur der Form „Die 8 Brokate"
- Rücknahme mit Selbstmassage
- Abschlussgespräch
- Verabschiedung

2. Einheit

- Begrüßung/Ankommen
- Erfahrungsberichte Gruppe
- Wiederholung Vorübung + 1. Figur
- Einführung der 2. Figur
- Praktizierung Vorübung bis 2. Figur
- Rücknahme mit Selbstmassage
- Abschlussgespräch
- Verabschiedung

3. Einheit

- Begrüßung/Ankommen
- Erfahrungsberichte Gruppe
- Wiederholung Vorübung bis 2. Figur
- Einführung der 3. Figur
- Praktizierung Vorübung bis 3. Figur
- Rücknahme mit Selbstmassage
- Abschlussgespräch
- Verabschiedung

4. Einheit

- Begrüßung/Ankommen
- Erfahrungsberichte Gruppe
- Wiederholung Vorübung bis 3. Figur
- Einführung der 4. Figur
- Praktizierung Vorübung bis 4. Figur
- Rücknahme mit Selbstmassage
- Abschlussgespräch
- Verabschiedung

5. Einheit

- Begrüßung/Ankommen
- Erfahrungsberichte Gruppe
- Wiederholung Vorübung bis 4. Figur
- Einführung der 5. Figur
- Praktizierung Vorübung bis 5. Figur
- Rücknahme mit Selbstmassage
- Abschlussgespräch
- Verabschiedung

6. Einheit

- Begrüßung/Ankommen
- Erfahrungsberichte Gruppe
- Wiederholung Vorübung bis 5. Figur
- Einführung der 6. Figur
- Praktizierung Vorübung bis 6. Figur
- Rücknahme mit Selbstmassage
- Abschlussgespräch
- Verabschiedung

7. Einheit

- Begrüßung/Ankommen
- Erfahrungsberichte Gruppe
- Wiederholung Vorübung bis 6. Figur
- Einführung der 7. Figur
- Praktizierung Vorübung bis 7. Figur
- Rücknahme mit Selbstmassage
- Abschlussgespräch
- Verabschiedung

8. Einheit

- Begrüßung/Ankommen
- Erfahrungsberichte Gruppe
- Wiederholung Vorübung bis 7. Figur
- Einführung der 8. Figur + Abschlussübungen
- Praktizierung der kompletten Form „Die 8 Brokate",
  beinhaltet
   auch die Rücknahme in Form der Selbstmassage
- Abschlussgespräch + Hinweis auf Folgeangebote, z.B.
  feste Qigong-Gruppe etc.
- Verabschiedung

4. <u>Darstellung einer ausgewählten Übungseinheit</u>

Nachfolgend wird beispielhaft anhand der 1. Übungseinheit der Gesamtaufbau einer Stunde ausführlich dargestellt.

4.1. <u>Einleitung</u>

Die Teilnehmer werden vom Trainer begrüßt, der sich anschließend vorstellt. Das Thema des Kurses und der organisatorische Ablauf werden kurz benannt bzw. dargestellt.

Dann stellen sich die einzelnen Gruppenmitglieder vor und benennen ihre Erfahrungen, Vorstellungen, Motivationen sowie Erwartungen an den Kurs.

Es folgen Ausführungen zum Qigong allgemein und im speziellen zu den 8 Brokaten:

Qi Gong (ausgesprochen: Tschi Gung) beinhaltet Übungen, die den Energiefluss im Körper begünstigen und Blockaden lösen, um die Gesundheit zu erhalten, zu fördern oder wiederzuerlangen. Sie sind daher für kranke sowie für gesunde Menschen gleichermaßen geeignet und sinnvoll. Die positiven Wirkungen werden durch die Vereinigung von körperlicher und geistiger Bewegung erreicht. Das Ziel ist, dass der Trainierende mit sich in Zufriedenheit und Harmonie lebt. Dieser ausgewogene Zustand ist untrennbar mit der frei fließenden Energie, dem Qi, verbunden.

Ba Duan Jin, die chinesische Bezeichnung für **Die 8 Brokate**, entstand vermutlich in der Zeit der Song-Dynastie (960 – 1279 n. Chr.). Es gibt noch eine Vielzahl anderer, auch älterer Qigong-Übungen mit unterschiedlichen Ausprägungen. Dabei gibt es zwei Hauptkategorien. Auf der einen Seite die Übungen-in-Bewegung (Donggong) und auf der anderen Seite die Übungen-in-Ruhe (Jinggong). Die 8 wertvollen Übungen/Schätze gehören zum aktiven Donggong.

Qigong ist bei weitem keine rein chinesische Erfindung, da bei dessen Entstehung auch äußere Einflüsse aus dcm indischen Yoga und dem tibetischen Buddhismus eine Rolle spielten.

Sie werden in verschiedenen Büchern und bei verschiedenen Meistern und Lehrenden Abweichungen von der hier vorgestellten Form der 8 Brokate finden. Die Grundprinzipien und Wirkungsweisen sind zwar immer gleich, jedoch finden sich Abweichungen in der Reihenfolge der Übungen sowie in Ausführungsdetails bis hin zu unterschiedlichen Hand- und Fausthaltungen. Es gibt nicht die eine richtige Urform, die es schon immer gab oder geben wird. Vielmehr durchlaufen die Übungen einen ständigen Wandel im Laufe der Zeit. Jeder Praktizierende muss seinen eigenen Weg finden und gehen.

Sie sollten auf alle Fälle darauf achten, mindestens 2 Stunden vor den Übungen keine Nahrung mehr zu sich zu nehmen, da ein voller Bauch die Atmung und Bewegung behindert und das Qi keinen Platz in ihm hat. Außerdem verbraucht die Verdauung wichtiges Qi, so dass weniger für Qigong zur Verfügung steht.

Die Übungen haben positive Auswirkungen auf die Atmungsorgane und Gliedmaßen. Gelenke werden beweglicher, die Nerven gestärkt sowie das Gleichgewichtsempfinden verbessert. Das Immunsystem und das Herz-Kreislaufsystem werden ebenso positiv beeinflusst.

Das Hauptziel der Praktizierung dieser Übungen ist also, neue Energie / neues Qi aufzunehmen und den freien Fluss der Gesamtenergie / des Qi durch die Meridiane / Energieleitbahnen im Körper zu gewährleisten, um die beschriebenen positiven Wirkungen auf den Körper zu erreichen.

4.2. Hauptteil

Das Stundenziel, die Vermittlung der Vorübung sowie der 1. Figur der Form „Die 8 Brokate", wird benannt.

Der Trainer macht die Übungen in zwei Teilschritten jeweils erst vor (1. Teilschritt Vorübung, 2. Teilschritt 1. Figur), erläutert sie, lässt dann die Gruppe begleitend die Übungen praktizieren und geht dann im dritten Schritt durch die Reihen, um die Teilnehmer einzeln zu begutachten und bei Bedarf zu korrigieren. Es steht das Erlernen und die korrekte Ausführung der Übungen im Vordergrund. Dies ist beim Qigong die unbedingte Voraussetzung für die spätere positive Entspannungswirkung. Erst muss die Technik erlernt werden.

Zu den zu vermittelnden Übungen:

Vorübung

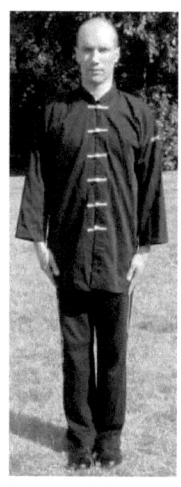 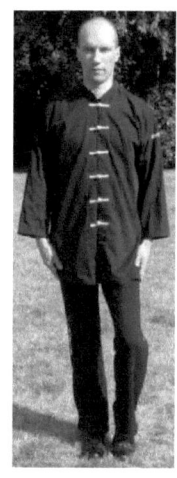 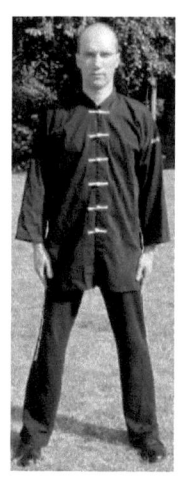

11   12   13

Wir starten in der Ausgangsstellung, die Arme hängen seitlich am Körper herunter, die Handflächen liegen am Körper an, die Füße stehen parallel zusammen (Bild 11).

Das Gewicht wird auf das rechte Bein verlagert. Das linke Bein wird angehoben, indem das Knie angewinkelt und der Fuß von der Ferse beginnend in Richtung Zehen hochgerollt wird (Bild 12).

Der linke Fuß wird nach links etwa schulterbreit abgesetzt. Beide Knie sind noch gestreckt (Bild 13).

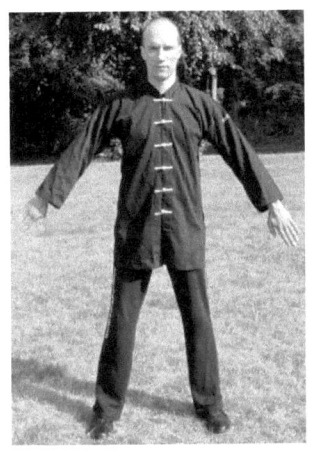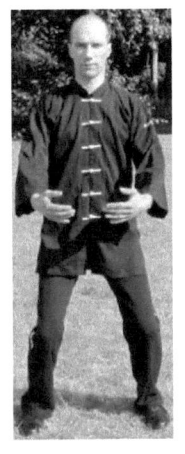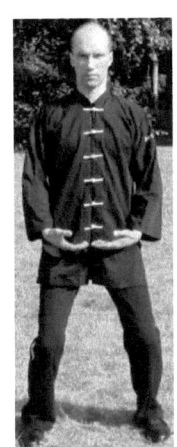

14 15 16

Die Arme werden gestreckt vom Körper weg bewegt, wobei die Handflächen nach hinten zeigen (Bild 14).

Die Arme werden mit leicht gebeugten Ellenbogen vor den Körper in Höhe des Bauchnabels geführt. Stellen Sie sich vor, Sie würden einen großen Ball halten. Die Hände haben die neutrale Handflächenhaltung, die Finger und die Daumen zeigen in ca. 10 cm Entfernung aufeinander, die Handinnenflächen zum Körper. Der Körper wird abgesenkt, indem die Knie leicht gebeugt werden und die Neutralstellung eingenommen wird. (Bild 15)

In dieser Position wird mindestens fünf Mal tief in den Bauch hinein durch die Nase eingeatmet und kontrolliert

23

durch den zu einem Schlitz geformten Mund ausgeatmet (Bauchatmung). Die Augen können dabei geschlossen werden. Es soll dabei eine Konzentration auf die Atmung erfolgen.

Die Hände werden vor den Unterleib abgesenkt, wobei nun die Handinnenflächen nach oben zeigen (Bild 16).

Die Schultern und Ellenbogen sind unten zu halten.

Figur Nr. 1

Mit beiden Händen den Himmel stützen, um den dreifachen Erwärmer zu regulieren.

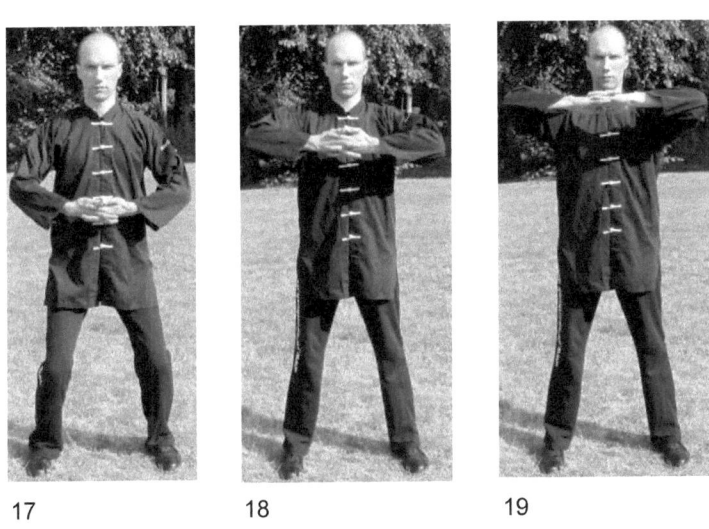

17   18   19

Die Hände werden in die Gebetshaltung ineinander geschoben und nun mit den Handinnenflächen nach oben dicht am Körper angehoben, die Ellenbogen werden angewinkelt (Bild 17).

Die Hände werden weiter angehoben und die Knie gleichzeitig langsam gestreckt (Bild 18).

Etwas unterhalb des Kinns werden die Hände gedreht, so dass die Handinnenflächen nun nach unten zeigen (Bild 19).

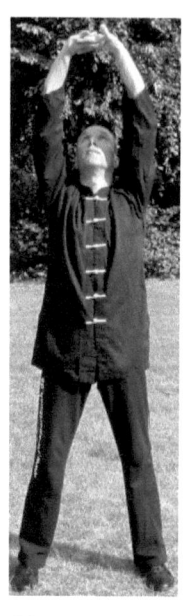 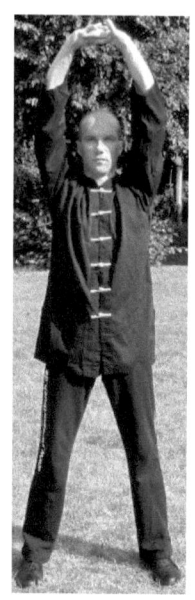

20   21

Die Hände werden weiter eingedreht und gleichzeitig angehoben bis die Arme vollständig senkrecht zum Himmel gestreckt sind. Die Brust ist dabei heraus zu drücken. Die Handinnenflächen zeigen nun wieder nach oben. Der Kopf ist leicht nach hinten geneigt und der Blick auf die Hände gerichtet. Hier einen Moment verweilen. Die Kraft beim Strecken nach oben sollte auf die Handballen konzentriert werden. (Bild 20)

Der Kopf wird wieder in die senkrechte Position gebracht, der Blick ist nach vorne gerichtet (Bild 21).

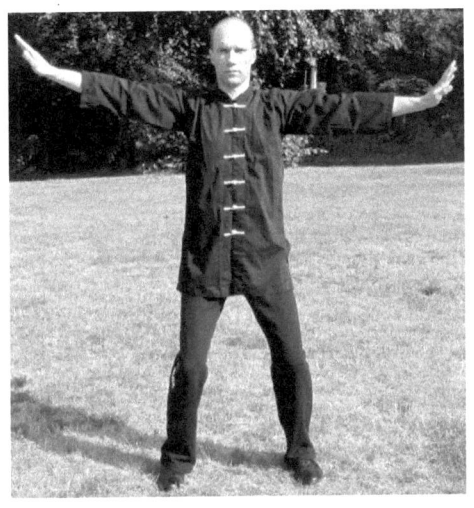
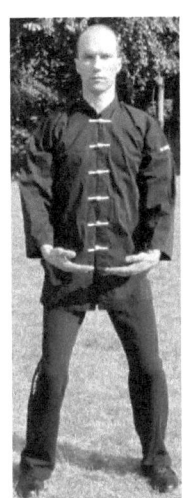

22   23

Die Hände sind leicht abzusenken und die Finger aus der Gebetshaltung zu lösen. Dann werden die Arme in einer halbkreisförmigen Bewegung an den Außenseiten des Körpers nach unten geführt. Dabei werden die Knie wieder leicht gebeugt und die Neutralstellung eingenommen. (Bild 22)

Die Hände werden vor den Unterleib abgesenkt, wobei nun die Handinnenflächen nach oben und die Finger aufeinander zeigen (Bild 23). Schultern und Ellenbogen sind unten zu halten.

Aus dieser Position wird die Übung insgesamt sechs Mal wiederholt. Siehe Bilder 16 bis 23.

Beim Anheben der Arme wird jeweils durch die Nase tief in den Bauch hinein eingeatmet. Beim Absenken dagegen wird kontrolliert durch den zu einem Schlitz geformten Mund ausgeatmet. Diese Atmung wird zusammen mit der Übung erklärt und von Anfang an eingeübt.

Bevor vom Hauptteil zum Abschluss übergeleitet wird, muss eine Rücknahme der Entspannung erfolgen, um den Körper in den Normalzustand zurückzuführen. Schließlich sollen die Teilnehmer noch sicher den Weg nach Hause finden. Die Rücknahme geschieht in Form einer Selbstmassage, wie sie auf den nächsten Seiten dargestellt wird.

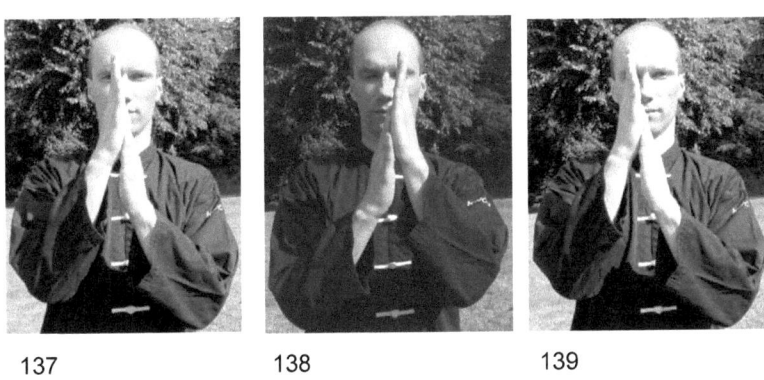

137   138   139

Bilder 137 bis 139: Reiben Sie die Handflächen in einer Auf- und Abwärtsbewegung schnell aneinander.

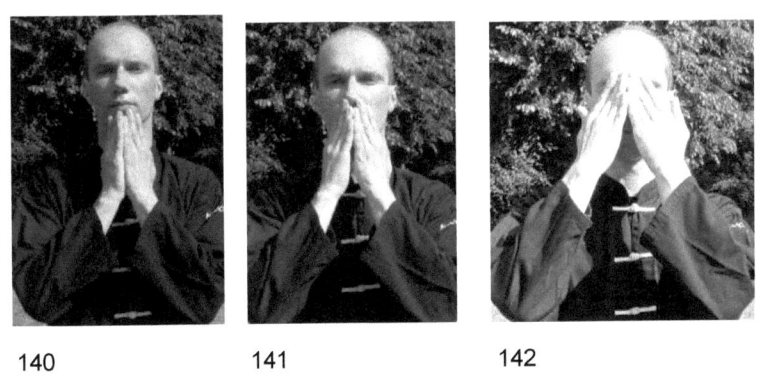

140   141   142

Legen Sie die Hände auf das Kinn. Massieren Sie um den Mund herum und über die Nasenflügel zur Stirn. (Bilder 140 bis 142)

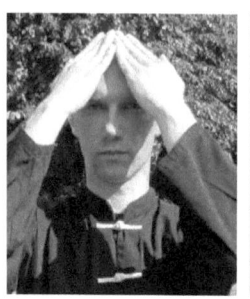 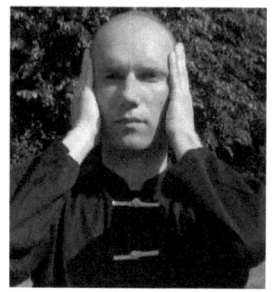 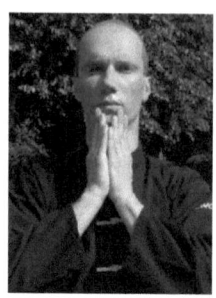

143   144   145

Führen Sie die Hände weiter über die Mitte der Stirn nach außen am Kopf und wieder zum Kinn. (Bilder 143 bis 145)

Wiederholen Sie die Gesichtsmassage drei bis fünf Mal. Danach erfolgt eine gleichzeitige Massage beider Ohrmuscheln. Dadurch werden die Akkupunkturpunkte am Ohr massiert und es erfolgt eine Belebung des Geistes. Spüren Sie der Selbstmassage nach.

4.3. <u>Abschluss</u>

Zum Abschluss findet ein Gruppengespräch über die ersten Eindrücke und Erfahrungen bei der Praktizierung der Übungen statt. Den Teilnehmern wird als Hausaufgabe das tägliche Üben der Vorübung und der 1.

Figur aufgetragen. Zudem wird das Lehrbuch zur Unterstützung verteilt. Es erfolgt ein kleiner Hinweis auf die nächste Stunde und deren Inhalt. Anschließend erfolgt die Verabschiedung. Der Trainer steht den Teilnehmern bei Bedarf noch zu Einzelgesprächen zur Verfügung.

5. Praktische Erfahrungen und Schlussfolgerungen

Es wurde bei der praktischen Erprobung des Lehrkonzeptes sowie insbesondere bei älteren Teilnehmern eine erhebliche Beweglichkeits-einschränkung festgestellt. Teilweise hatten die Teilnehmer sogar schon Schwierigkeiten damit, die Arme über den Kopf anzuheben (z.B. bei Figur Nr. 1 der 8 Brokate „mit beiden Händen den Himmel stützen…"). Weitere Probleme gab es beim tiefen und breiten Stand der Reiterstellung der Figur Nr. 2 („beidseitig den Bogen spannen…") mit der Dehnung, den Kniegelenken sowie der schwachen Beinmuskulatur; der Rückenbeweglichkeit bei Figur Nr. 5 („den Kopf wiegen und das Steißbein bewegen…"); der Dehnung bei Figur Nr. 6 („den Oberkörper nach unten beugen und mit beiden Händen die Füße berühren…") sowie dem Gleichgewichtssinn bei Figur Nr. 8 („beide Fersen heben und fallenlassen…").

Grundsätzlich konnte bereits bei untrainierten Teilnehmern ab 40 Jahren eine Koordinationsschwäche festgestellt werden, wenn Arme und Beine unterschiedliche Bewegungen in unterschiedliche Richtungen gleichzeitig ausführen sollten. Daher ist es auch erforderlich, pro Übungseinheit nur eine Figur zu vermitteln, um die komplexen Bewegungen, die zudem noch mit der Atmung koordiniert werden müssen, schrittweise mit den Kursteilnehmern zu erarbeiten und einzuüben.

Wer schon einmal von chinesischen Lehrern im Qigong unterrichtet wurde, weiß, dass diese hohe Anforderungen an die Beweglichkeit und Dehnung bei der Ausführung der Übungen an die Schüler stellen. Da wird in die Dehnung gezogen und gedrückt. Das hat vielfach wenig mit Entspannung zu tun. Es müssen deshalb die europäischen Gegebenheiten und Bedürfnisse berücksichtigt werden und die Qigong-Übungen entsprechend angepasst werden. Nur so kann das angestrebte Ziel, Entspannung, Wohlfühlen und Gesundheit durch Qigong in Europa jenseits des Leistungsgedankens erreicht werden.

6. Kurzüberblick „Die 8 Brokate"

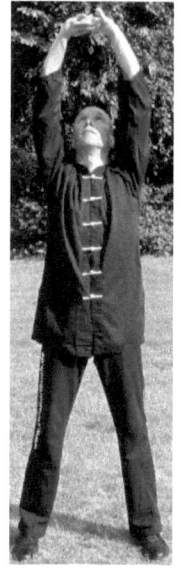

Figur/Übung Nr. 1
Mit beiden Händen den Himmel stützen,
um den dreifachen Erwärmer zu
regulieren.

146

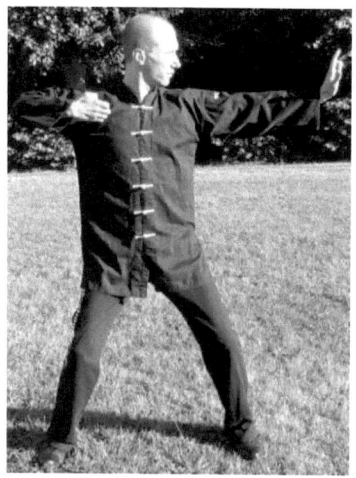

Figur/Übung Nr. 2
Beidseitig den Bogen
spannen und auf den Falken
zielen.

147

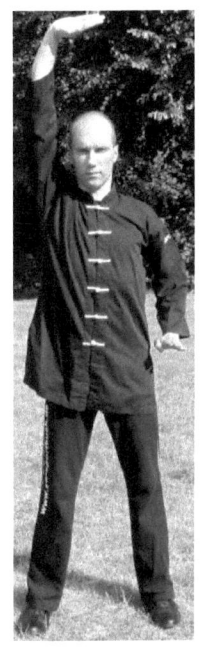

Figur/Übung Nr. 3
Mit einer Hand den Himmel stützen, um
Milz- und Magenfunktion zu regulieren.

148

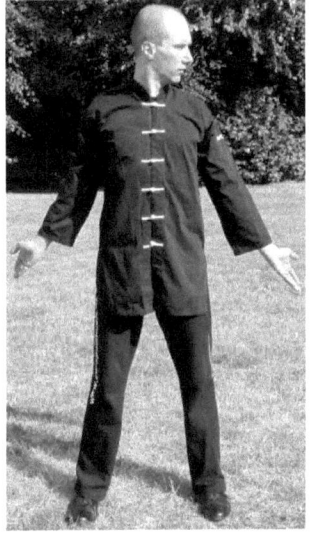

Figur/Übung Nr. 4
Rückwärts schauen, um
Krankheiten und Leiden zu
vertreiben.

149

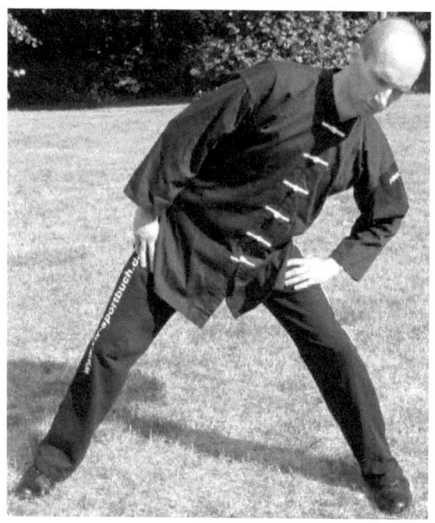

Figur/Übung Nr. 5
Den Kopf wiegen und
das Steißbein
bewegen, um das
Herzfeuer zu verjagen.

150

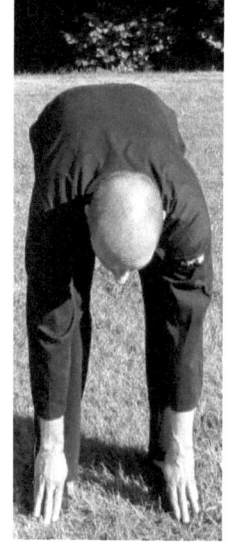

Figur/Übung Nr. 6
Den Oberkörper nach unten beugen
und mit beiden Händen die Füße
berühren, um Hüften und Nieren zu
stärken.

151

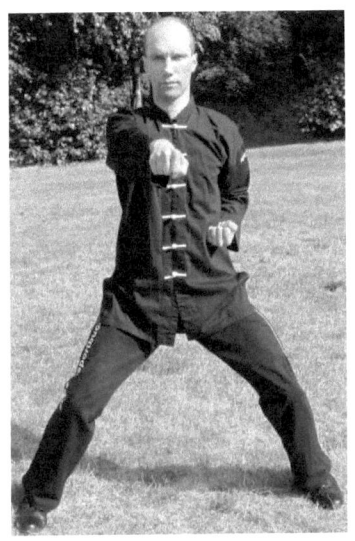

Figur/Übung Nr. 7
Die Fäuste ballen und
abwechselnd ausstrecken
sowie mit den Augen
funkeln, um die Kraft zu
vermehren.

152

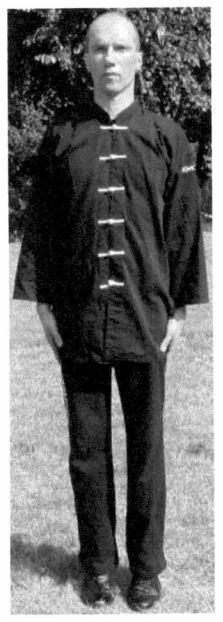

Figur/Übung Nr. 8
Siebenmal die Fersen heben und
fallenlassen, um Krankheiten zu
verjagen.

153

37

7. Buchempfehlungen

„Die 8 Brokate – Qigong by Stefan Wahle"

von
Stefan Wahle

ISBN 978-3-8391-9804-9
zu beziehen über den Buchhandel oder **www.amazon.de**

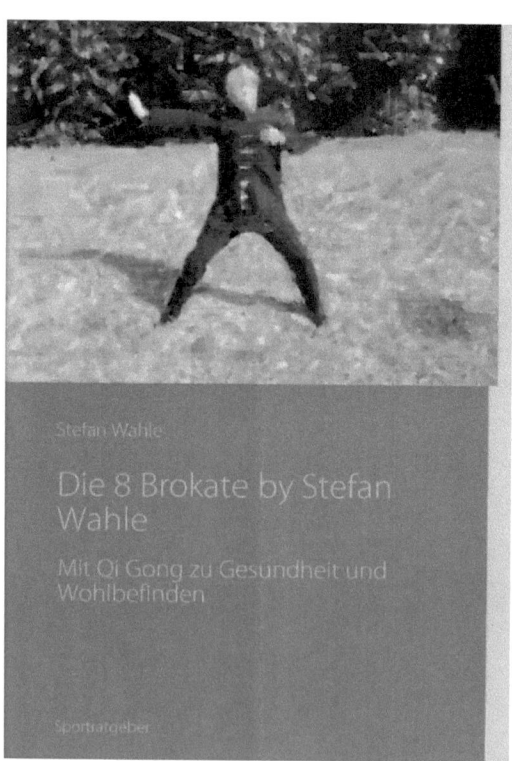

Die 8 Brokate werden mit über 150 Farbfotos auf Spezialfotopapier im Detail dargestellt. Jeder kleine Zwischenschritt dieser beliebten Qigong-Form ist erkennbar und auch für Anfänger nachvollziehbar. Ergänzt wird das Ganze durch ausführlich erklärende Texte. Der Autor ist Mitglied im Taijiquan & Qigong Netzwerk Deutschland e.V..

Paperback, 76 Seiten, über 150 Farb-Fotos

Verlag BoD Norderstedt

Preis: 16,99 EUR

„Das Spiel der 5 Tiere Qi Gong by Stefan Wahle"

ISBN 978-3-8423-8191-9

zu beziehen über den Buchhandel oder über
www.amazon.de

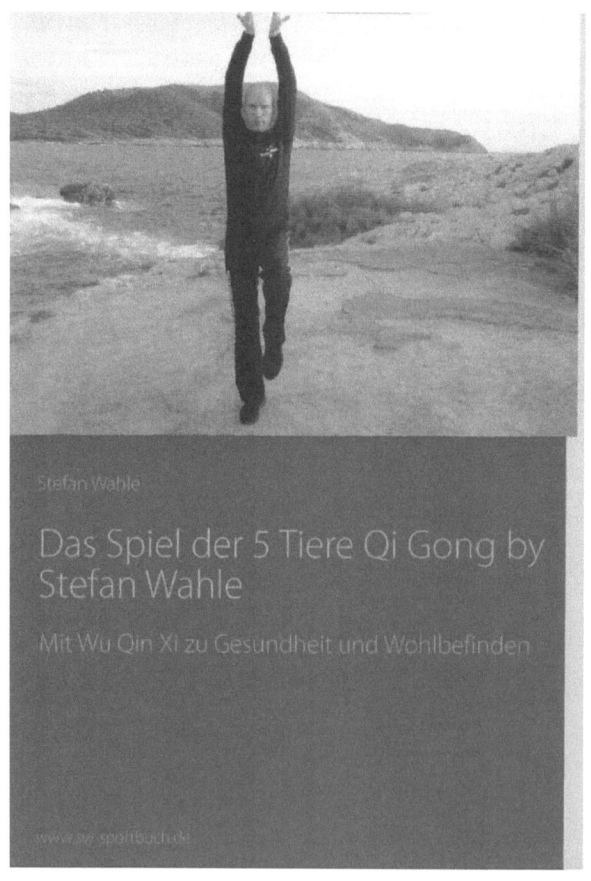

Das Spiel der 5 Tiere wird mit über 300 Fotos im Detail dargestellt. Jeder kleine Zwischenschritt dieser beliebten Qigong-Form ist erkennbar und auch für Anfänger nachvollziehbar. Ergänzt wird das Ganze durch ausführlich erklärende Texte. Dieses Buch ist ein offizielles Lehrbuch der Sawah® Qigong und Taijiquan Gesellschaft. Der Autor ist Mitglied im Taijiquan & Qigong Netzwerk Deutschland e.V..

Paperback, 124 Seiten, über 300 Fotos

Verlag BoD Norderstedt

Preis: 11,95 EUR inkl. Umsatzsteuer

„Die 24er Pekingform Taijiquan by Stefan Wahle"

- Meditation in Bewegung -

ISBN 978-3-8423-8185-8

zu beziehen über den Buchhandel oder über
www.amazon.de

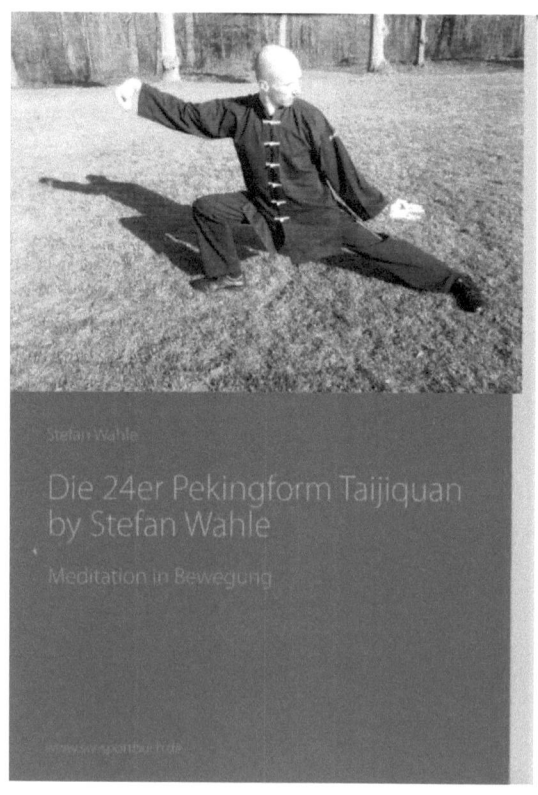

Die 24er Pekingform Taijiquan im Yang-Stil wird mit über 200 Fotos im Detail dargestellt. Jeder kleine Zwischenschritt dieser beliebten Taiji-Form ist erkennbar und auch für Anfänger nachvollziehbar. Ergänzt wird das Ganze durch ausführlich erklärende Texte. Die Pekingform ist ideal, um einen ersten Einstieg ins Taiji sowie Harmonie von Körper, Geist und Seele zu finden. Der Autor ist Mitglied im Taijiquan & Qigong Netzwerk Deutschland e.V..

Paperback, 116 Seiten, über 200 Fotos

Verlag BoD Norderstedt

Preis: EUR 9,95

„American Ju-Jutsu Straßenkampf by Stefan Wahle"
Selbstverteidigungstechniken für die Praxis

von
Stefan Wahle

ISBN 978-3-7357-9292-1

zu beziehen über den Buchhandel oder **www.amazon.de**

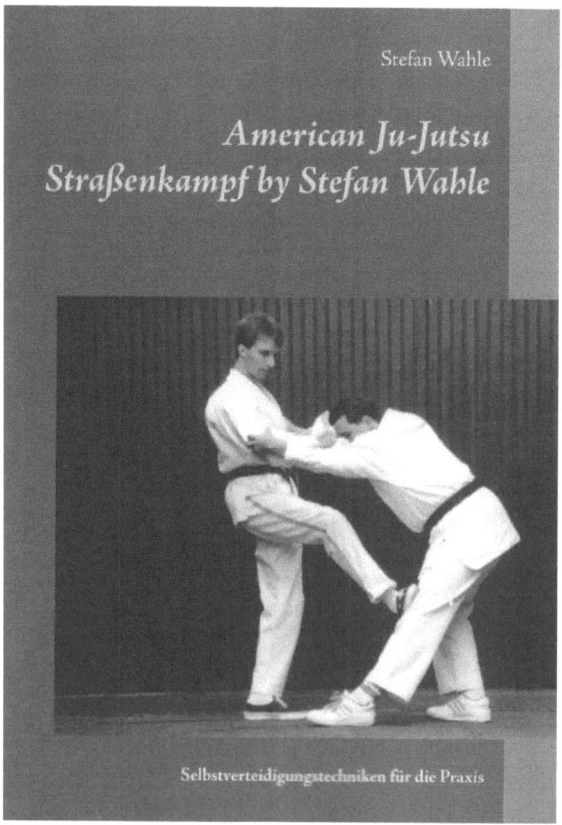

Die moderne Selbstverteidigungssportart Ju-Jutsu wurde in langjähriger Arbeit vom Deutschen Dan-Kollegium e.V. im Auftrage des Deutschen Judo-Bundes e.V. (DJB) entwickelt und entstand ursprünglich aus einer Zusammenstellung von effektiven Techniken aus den Traditionssportarten Judo, Karate, Aikido sowie dem alten Jiu-Jitsu und wurde von der deutschen Polizei als Ausbildungsbestandteil übernommen.

1989/90 kam es dann aber zum Bruch innerhalb des DJB und es spalteten sich diverse Ju-Jutsu-Verbände ab, die das System unterschiedlich weiterentwickelten. 1993 gründete sich in Hamburg der gemeinnützige Sportverband "American Ju-Jutsu Landesverband Hamburg e.V.", in dem amerikanische Kampfkunst-/-sporteinflüsse zum Tragen kamen. Das lag unter anderem auch an der Mitgliedschaft in der in Amerika ansässigen "International Federation of Ju-Jutsuans". Diese besonderen Ausprägungen gingen weg vom judolastigen Sport hin zum realistischen Straßenkampf ohne Schnörkel und Show-Techniken. Auch die polizeitypischen Abführtechniken sucht man dort vergebens, da diese für den normalen Bürger uninteressant sind. Man trennte sich von unnötigen Ballast und vertrat das Moto, dem jede Selbstverteidigung folgen sollte: "Keep it simple!".

Dieses Buch beschäftigt sich mit über 200 Fotos mit realistischen Technikkombinationen für die Selbstverteidigung des Normalbürgers, der in einer Notwehrsituation seine Gesundheit oder sein Leben schützen möchte.

Paperback, 144 Seiten, über 200 Fotos

Verlag BoD, Norderstedt

Preis: 11,99 EUR

Sportbücher von Stefan Wahle

Taijiquan, Qigong, Ju-Jutsu, Kubotan...

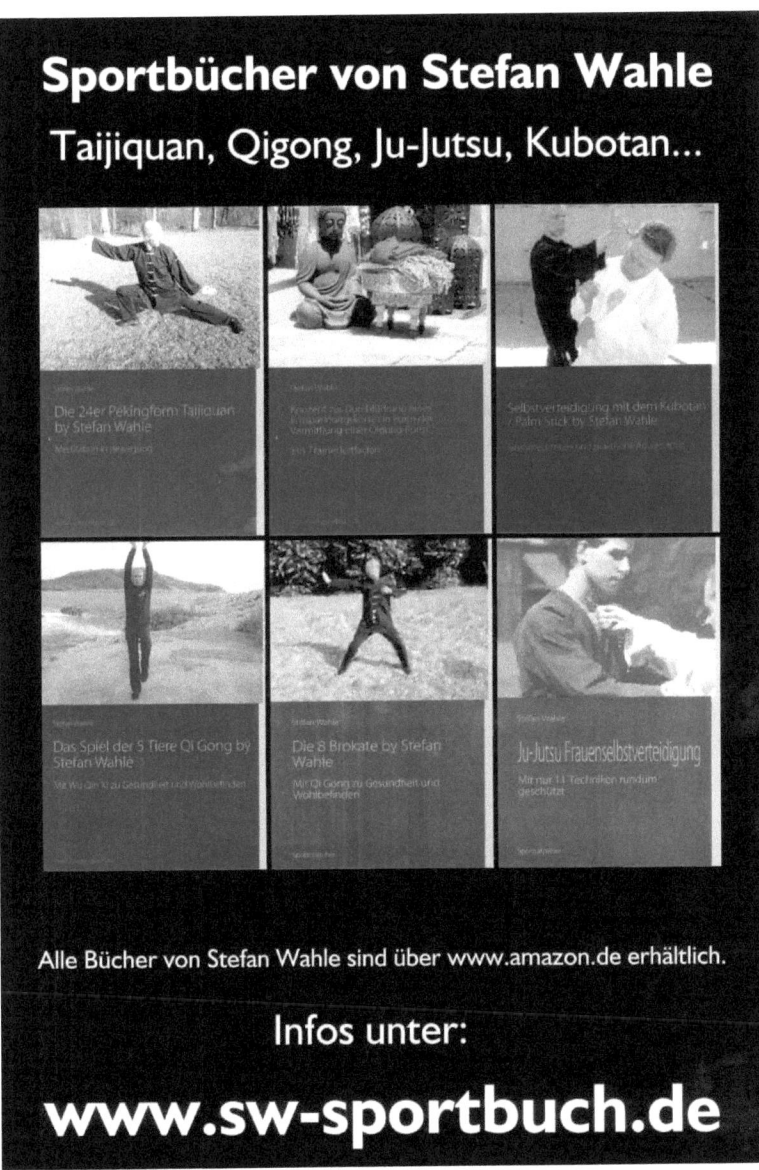

Alle Bücher von Stefan Wahle sind über www.amazon.de erhältlich.

Infos unter:

www.sw-sportbuch.de

„Selbstverteidigung mit dem Kubotan /
Palm Stick by Stefan Wahle"

- Grundtechniken und praktische Anwendung -

von
Stefan Wahle

ISBN 978-3-8423-8190-2

zu beziehen über den Buchhandel oder **www.amazon.de**

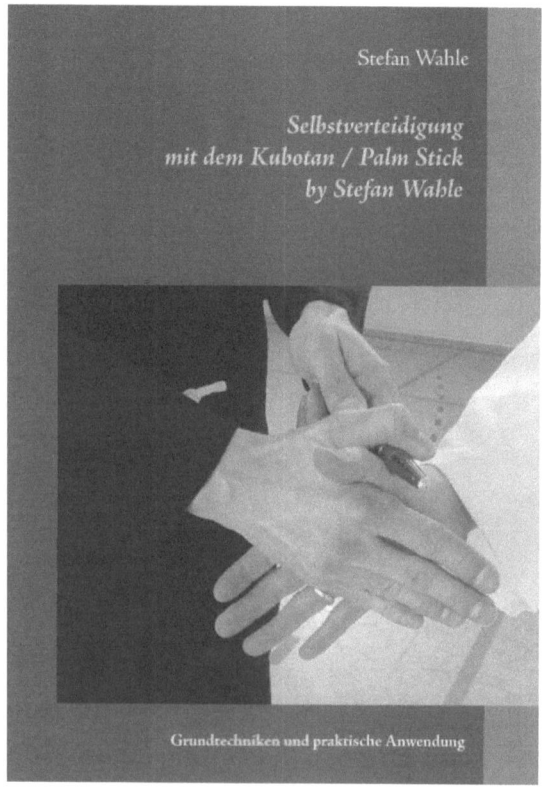

Die Selbstverteidigungsmöglichkeiten mit dem Kubotan oder Ersatzweise mit einem handelsüblichen Kugelschreiber werden mit 150 Fotos im Detail dargestellt. Jeder kleine Zwischenschritt ist erkennbar und auch für Anfänger nachvollziehbar. Ergänzt wird das Ganze durch ausführlich erklärende Texte. Seien Sie kein Opfer, sondern lernen Sie sich zu verteidigen! Der Autor ist langjähriges Vorstandsmitglied des American Ju-Jutsu Landesverband Hamburg von 1993.

Paperback, 68 Seiten, über 150 Fotos

Verlag BoD Norderstedt

Preis: EUR 9,95

„Krav Maga -
Grundtechniken und praktische Anwendung"

Israelische Selbstverteidigung

von
Stefan Wahle

ISBN: 978-3-8482-0227-0

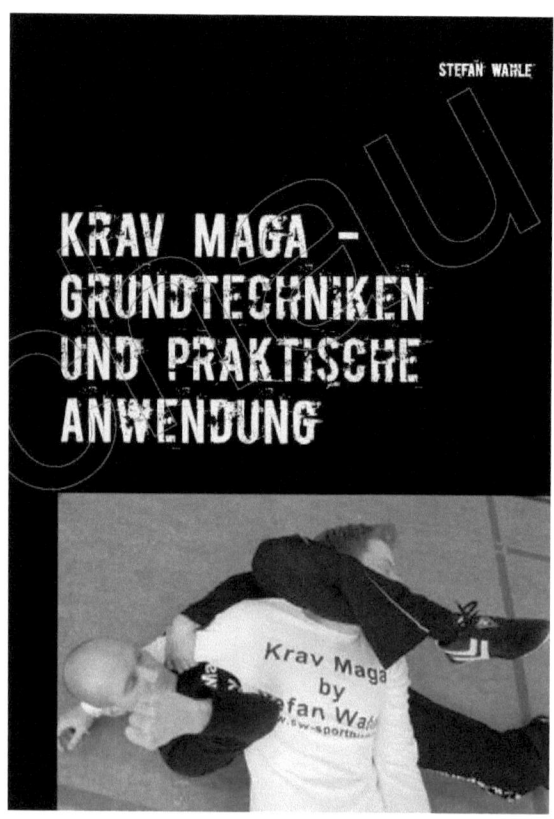

In diesem deutschsprachigen Buch werden die Grundtechniken des israelischen Selbstverteidigungssystems Krav Maga und deren praktische Anwendung mit über 300 Fotos und ausführlich erklärenden Texten dargestellt. Der Autor ist Mitglied in diversen nationalen und internationalen Krav Maga Verbänden und verfügt über eine fast 30jährige Kampfkunst- /Kampfsporterfahrung.

Dieses Lehrbuch ist offiziell von der Krav Maga Sawah Organisation Deutschland autorisiert.

Paperback, 160 Seiten, über 300 Fotos

Verlag BoD Norderstedt

Preis: EUR 18,95

8.   Über den Autor

Trainerqualifikationen und Graduierungen
- Entspannungstrainer , Note 1
- Trainer für Sportrehabilitation, Note 1
- Fitnesstrainer B-Lizenz, Note 1
- Lehrer für Qigong TQN, DDQT + div. gesetzl. KK
- Lehrbefähigungsnachweis Ju-Jutsu seit 1990
- Prüferlizenz Ju-Jutsu von verschiedenen Verbänden, erstmals 1992
- 5. Dan Ju-Jutsu, Lehrer für Ju-Jutsu
- Krav Maga Instructor verschiedener Verbände

Wettkampferfolge
- 1. Platz Hamburger Meisterschaft Ju-Jutsu-Formenwettkampf 1992
- 3. Platz Hamburger Meisterschaft Ju-Jutsu Kampf 1995
- 3. Platz Hamburger Meisterschaft Ju-Jutsu Kampf 1994
- 4. Platz Internationale Deutsche Meisterschaften moderne Kata 1997
- 4. Platz Deutsche Meisterschaft Ju-Jutsu-Formenwettkampf 1992
- 5. Platz Hamburger Meisterschaft Ju-Jutsu Kampf 1996
- 1. Platz "zweiter happy run" 5 Km Nordic-Walking in Wahlstedt 2010
- 3. Platz German Taijiquan Open 2012 in Hannover
- 4. Platz Wu Wei Cup 2012 in Hamburg
- 1. Platz Sparkassen-Ostseelauf Timmendorfer Strand Nordic-Walking 5 Km 2013
- 1. Platz Stadtwerkelauf Tornesch 5Km NW 2013 + 2014
- 1. Platz Möllner City-Lauf 9,4 Km NW 2014
- 1. Platz Jesteburger Volkslauf 10,5 Km Walking 2014

Veröffentlichungen
- diverse Sammelbände 2014
- Buch Rückenqigong 2014
- Buch Kurskonzept Frauenselbstverteidigung 2014
- Buch „Die 6 heilenden Laute" 2013
- Buch „Das muskel- und sehnenstärkende Qigong" 2012
- Buch „Sawah Kung Fu Grundtechniken" 2012
- Buch „Shaolin Qin Na Sawah Kuen" 2012
- Buch „Taijiquan für Einsteiger..." 2012
- Buch „Krav Maga - Grundtechniken..." 2012
- Buch „Das Spiel der 5 Tiere" 2011
- Buch „Die 24er Pekingform Taijiquan" 2011
- Buch „Die 8 Brokate by Stefan Wahle" 2010
- Buch „Ju-Jutsu Frauenselbstverteidigung" 2010
- Buch „Optimiertes Krafttraining mit der ILB-Methode"
  2009
- Buch „Ju-Jutsu Straßenkampftechniken" 2009
- Artikel „Optimiertes Krafttraining mit der ILB-Methode" in
  der Zeitschrift „shape up Trainer´s only", Heft Nr. 5
  2009
- Buchveröffentlichung „Realistische
  Frauenselbstverteidigung" 1994/95
- Buchveröffentlichung „Ju-Jutsu Straßenkampftechniken"
  1993

Auszeichnungen
- Budoka Award der Martial Arts Association 2013
- Ehrenkreuz der Martial Arts Association (MAA) 2012
- Hall of Fame + Dragon Medal der MAA 2011
- Verleihung der Ehrenmedaille durch den American
  Ju-Jutsu Landesverband Hamburg e.V. für den Aufbau
  der Akademie für Frauenselbstverteidigung 1997

Besondere Lehrgänge
- Lehrgang bei Dan Inosanto, Schüler von Bruce Lee, in Speyer 1996

Tätigkeiten
seit 2008   Fernstudium Fitness
an der BSA Akademie
anerkannt durch den DSSV
e.V.

seit 2001   freiberuflicher Trainer

1993 bis 2001   Landestrainer beim American
Ju-Jutsu Landesverband
Hamburg e.V.

Mitglied in den Verbänden (Stand 01-2014)
- Taijiquan & Qigong Netzwerk Deutschland e.V.
- Chinesisch-Deutscher Kampfkunstverein e.V.
- Martial Arts Association - Int.
- Deutsche Budo Organisation e.V.
- Krav Maga Sawah Organisation Deutschland
- World Krav Maga Association
- Zertifizierung durch das Deutsche Trainerregister des DSSV e.V.
- Deutsches Dan-Kollegium e.V. - DDK
- Deutsche Kampfkunst Föderation e.V.
- Sawah Qigong und Taijiquan Gesellschaft
- American Ju-Jutsu Landesverband Hamburg von 1993
- F.T.U. Freie Taekwondo Union

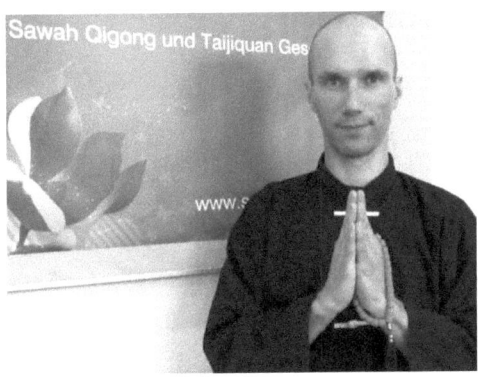

Man kann mich als Personal Trainer für folgende Bereiche buchen:

- Muskelaufbautraining mit Geräten,
- Cardio-Training,
- Boxtraining,
- Nordic-Walking,
- Selbstverteidigung,
- Qigong, Taijiquan,
- gemeinsame Entwicklung von Trainingsplänen mit erreichbaren Zielen.

Kontakt:

Stefan Wahle

E-Mail: info@sw-sportbuch.de

Internet: www.sw-sportbuch.de

Fan-Page von Stefan Wahle bei Facebook.com:
http://www.facebook.com/Stefan.Wahle.Autor

9. Vorstellung der Gesellschaft

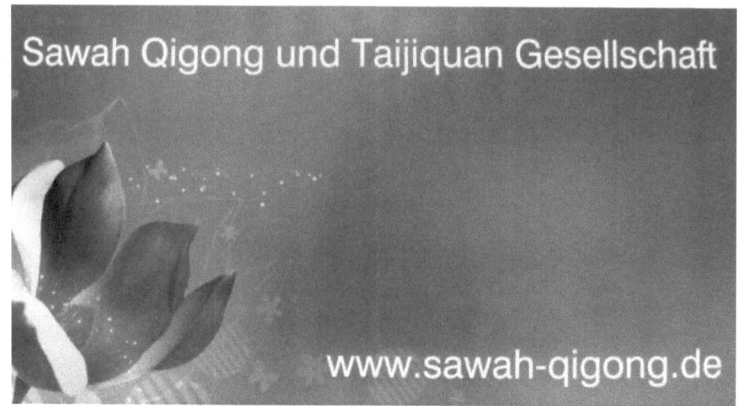

Die **Sawah® Qigong und Taijiquan Gesellschaft** ist der Fachverband für

- Qigong,

- Taijiquan und

- Kung Fu

im Sawah® Stil und betreibt in diesen Bereichen Lehre und Forschung.

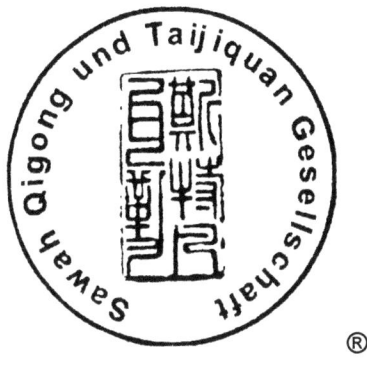

®

Internet: www.sawah-qigong.de

E-Mail: info@sawah-qigong.de

Die Gesellschaft hat eine Gruppe bei Xing:
Qigong & Taijiquan Deutschland
http://www.xing.com/net/sawah

Gruppen bei Facebook:
Qigong Deutschland
Taijiquan Deutschland

Seite bei Facebook:
Sawah Qigong und Taijiquan Gesellschaft

Gruppen bei linkedin.com:
Qigong Deutschland
Tai Chi Chuan Deutschland

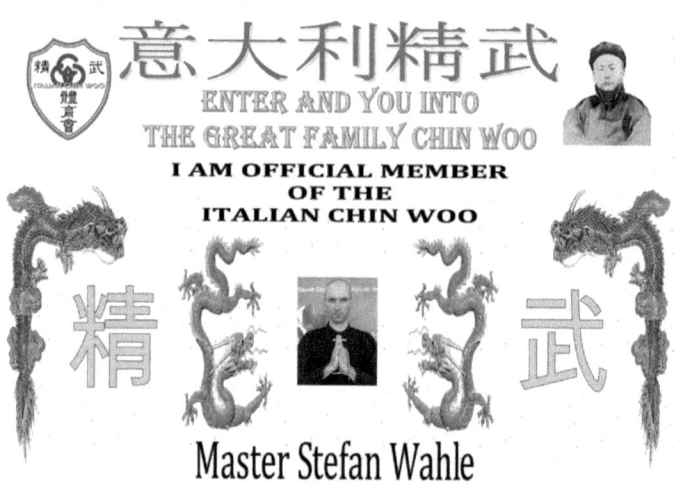

Master Stefan Wahle

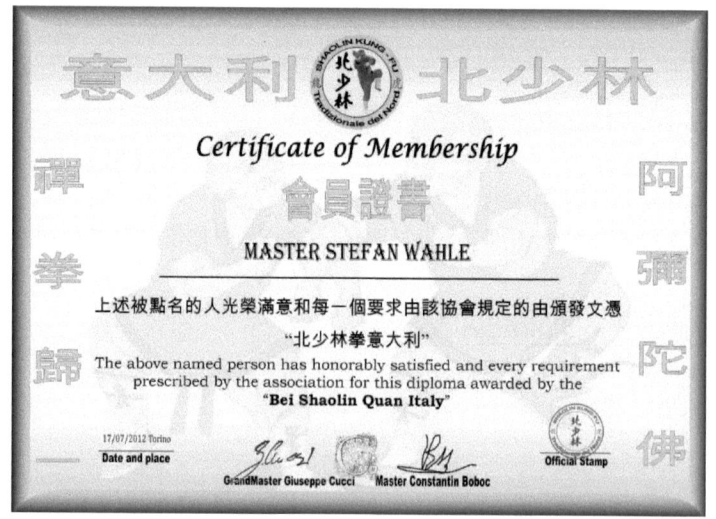

Certificate of Membership

會員證書

MASTER STEFAN WAHLE

上述被點名的人光榮滿意和每一個要求由該協會規定的由頒發文憑

"北少林拳意大利"

The above named person has honorably satisfied and every requirement prescribed by the association for this diploma awarded by the "Bei Shaolin Quan Italy"

17/07/2012 Torino
Date and place

GrandMaster Giuseppe Cucci   Master Constantin Boboc

Official Stamp

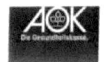 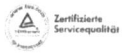

Zertifizierte
Servicequalität

AOK Rheinland/Hamburg
Die Gesundheitskasse

Stefan Wahle

Zertifizierung der Maßnahmen nach § 20 SGB V

Sehr geehrter Herr Wahle,

DAK
Unternehmen Leben

Herr
Stefan Wahle

Zusage zur Kostenbeteiligung
gemäß § 20 Sozialgesetzbuch (SGB V)

Sehr geehrter Herr Wahle,

BARMER
GEK die gesundheits experten

Hamburg

Herrn
Stefan Wahle

Primärprävention nach § 20 des 5. Sozialgesetzbuches (SGB V)

Sehr geehrter Herr Wahle,

TK
Techniker
Krankenkasse

Konstanz

Herrn
Stefan Wahle

Anerkennung von Präventionsmaßnahmen

Sehr geehrter Herr Wahle,

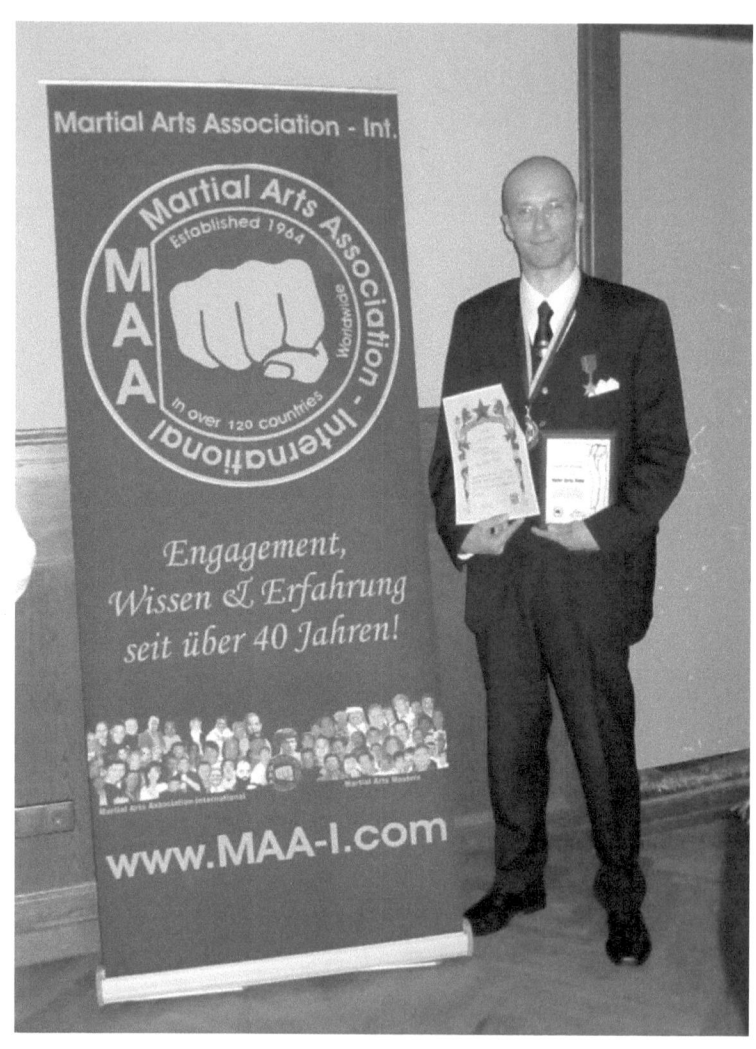

Stefan Wahle, Lehrer für Qigong

www.sw-sportbuch.de